龍層花
牀上脊柱
保健功

龍層花　鄭小元　著

U0106751

商務印書館

目錄

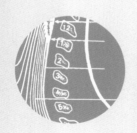

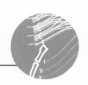

第三章 牀上脊柱保健功復健舉例

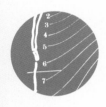

為方便讀者自學牀上脊柱保健功，
此處配有示范影片，掃描 QR code
可觀看詳細講解

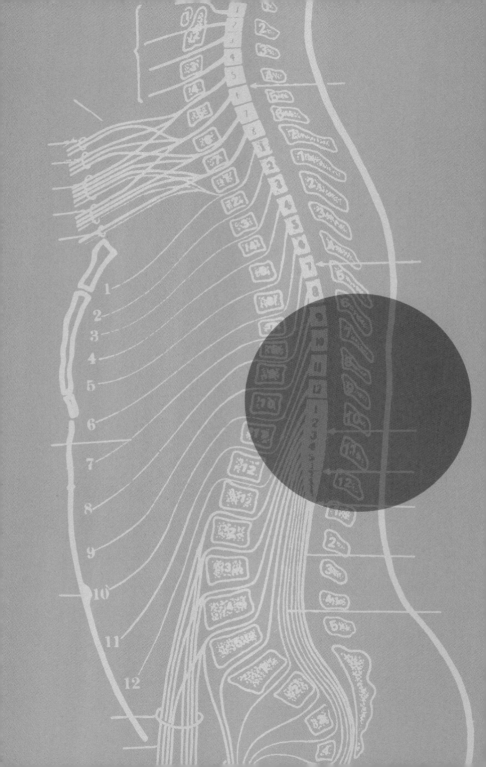

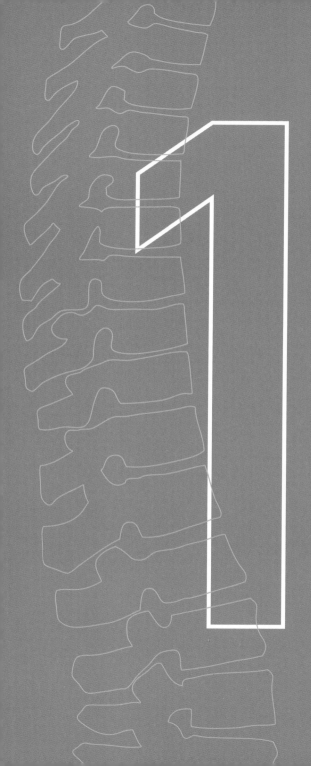

第一章

為了健康，呵護脊柱

人老先從哪裏老？

人老先從哪裏老？

有說先從牙齒老；有說先從腿腳老；也有說先從眼睛老的。

其實，人老是先從脊柱開始的。

　　近百年的醫學研究發現，當身體發育至停止增長時，椎間盤的發育完成後，脊柱的退行性變即開始了。換言之，這就是人體老化的開始，這是醫學界的共識。脊柱是人體中的棟樑，它不只是支持體重，更負荷軀幹的生理性活動，包括脊柱的伸屈、側屈和轉體動作，活動頻繁，更要承擔工作時四肢和頭部的負重勞動。在正常的情況下，它是人生全過程中最易發生慢性勞損的部位，若發生急性外傷，受傷的脊椎部位必然會提早或加速退變的發生和發展。

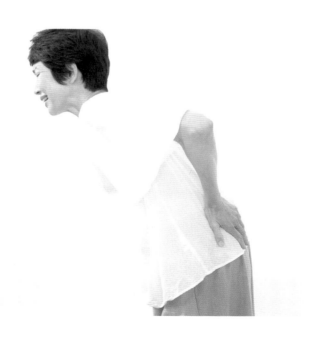

1980 年，我們研究所對 100 例正常人（經詢問病史及臨牀檢查證實未曾患過頸椎病者），進行頸椎 X 線照片分析研究，分為 5 個年齡組（13—19 歲、20—29 歲、30—39 歲、40—49 歲、50—68 歲），每組 20 人，每人均按同一方法，拍攝頸椎正位、側位、左右斜位和張口位共 5 張片。除獲得正常人頸椎的多項數據外，發現正常人頸椎的骨質增生會隨年齡而增多，100 例中有 29 例有頸椎骨質增生，其中 >50 歲組有 16 例，40 歲組有 5 例，30 歲組有 4 例，20 歲組有 2 例，16—19 歲組有 2 例，椎間盤變性和韌帶鈣化發生的比例則近似。以上結果證明：1. 骨質增生未損及神經和血管，不會有症狀（不能稱為頸椎病）；青、少年也有骨質增生，說明脊椎退變並非老年人專利（提示：脊椎的急性損傷和慢性勞損，能導致局部提前或加速退行性變，證明脊柱退變的非均勻性）；2. 正常人的椎間盤變性，導致的椎間隙變窄，其椎間孔由橢圓形漸次變成圓形，神經根不會受損害，故無症狀發生，這就是健康的老年人。

　　1976 年，我們研究所進行的解剖學研究結果證實，椎間孔因頸椎間關節錯位而變形，當椎間孔橫徑小於三分之一時，可部分刺激神經根，小於二分之一時，神經根會受壓

迫。對照臨牀上的頸椎病人，X線斜位片可見發病頸椎間的椎間孔是變形變窄的。臨牀與解剖研究一致，證明頸椎間發生錯位時，下位頸椎的上關節突移向椎間孔內。椎間孔橫徑大於三分之一時，仍可代償而無症狀，小於三分之一時，隨體位改變有症狀發生，小於二分之一時，則症狀較重且難自行緩解。（提示：①只要脊柱保持在正常或仍可代償的位置時，脊柱的退行性改變仍不會致病；②各人的代償範圍大小與先天條件相關，臨牀上脊椎粗壯，椎管和椎間孔寬大的人，椎間關節錯位較輕時多無症狀；體形細長者、脊椎失穩與肌力弱者，雖錯位較輕亦會發生症狀；③骨質增生、後縱韌帶鈣化和椎間盤膨出，佔據椎管內的一點空間，若仍在代償範圍內，不致發病，若發生椎間失穩、甚至錯位，使黃韌帶形成皺褶，或上下椎體滑移錯位形成骨性變窄時，因代償範圍比正常小，故在錯位程度相同的情況下，臨牀症狀會更重。）由此可見，重視呵護脊柱，能預防脊柱提早或加速退行性變的發生和發展，從而能預防許多相關病症和達到抗衰老的目的，讓青壯年人精力充沛，中老年人健康長壽。

脊椎病因
乃百病之源

「脊椎病因治療學」是一門新興學科，
它主要研究脊椎遭受損害後，
造成脊髓、周圍神經、血管及內臟神經損害所引起的一系列
病症，
採用治脊療法治療這類病症，能獲良效。

　　頸、胸、腰、骶各椎的骨、關節、椎間盤及椎周軟組織，在遭受急性損傷時，椎間關節錯位和軟組織損傷同時發生。而脊柱的慢性勞損或退行性改變，則會歷經一段較長的發生和發展過程：椎間失穩仍可代償的情況下，臨牀表現為偶有不耐勞或輕度疼痛發作，在自體活動或變換體位後症狀不治而癒者，被稱為「脊椎間關節功能紊亂期」（失穩初期），此時期治療可採用增強體格鍛煉、練牀上脊柱保健功或有針對性地選用局部理療、針灸等方法，強體保健即可。值得注意的是，此階段患者應重視「抗衰老」，否則脊椎失穩繼續存在、發展，在一定誘因作用下，會發生脊椎間關節錯位（displacement），導致椎間盤膨出（突出）、韌帶鈣化和骨質增生，直接或間接對神經根、椎間動（靜）脈、脊髓和交感神經（節前纖維、椎旁節 / 鏈）產生刺激或壓迫，引起各種臨牀疾病。

　　脊椎病通常泛指骨科範疇的頸肩腰腿痛，不包括脊椎骨折、脫位（dislocation）、結核、腫瘤、類風濕或嗜伊紅細胞肉芽腫等疾病。對應頸、胸、腰、骶部位，在臨牀上分類為頸椎病、胸椎病、腰骶椎病。頸椎病又稱頸椎綜合症；胸椎病包括背痛、肥大性脊椎炎、脅肋部痛、肋間神經痛等；腰

骶椎病包括腰椎間盤突出症、肥大性腰椎炎、第三腰椎橫突綜合症、腰椎滑脫症、腰肌勞損等急慢性腰腿痛。

研究結果證明，脊椎病因為以往許多臨牀上病因不明的慢性疑難病症之真正病因。例如神經官能症（失眠、煩躁、多汗、厭食、乏力等），頭昏頭痛，眩暈；椎基底動脈供血不足引起的腦功能障礙病症如偏頭痛、三叉神經痛、上肢關節肌肉抽搐；老年性肩周炎和原因不明的胸悶、心悸、室上性心動過速，以及頑固的呃逆等症狀，均與頸椎綜合症相關。

胸椎病又稱胸椎綜合症，其範疇更為廣泛，交感神經低級中樞在胸段脊髓側角，其節前纖維通過椎間孔達各交感神經節，交換神經元後分佈於各內臟和器官。因此，當節前纖維通過椎間孔時，因椎間關節錯位而受損害，隨着損害節段不同，則會導致相應的內臟功能障礙。

例如胸椎第 1—5 關節椎間錯位，可發生頻發性早搏（室性、房性、多源性），房室傳導阻滯，冠狀動脈痙攣而致心絞痛。我們研究所經四組不同設計的動物實驗結果證明，胸椎第 1—5 關節人為錯位，能使心電圖正常的實驗動物，發生、發展為冠心病動物模型，最終可發展到心肌梗塞而猝死。因此，我們認為，脊椎病因是冠心病病因之一，如已有

冠心病者，椎間關節錯位或許是心絞痛發作誘因之一。對早期病人應用治脊療法，會有良好療效。數據顯示，普查一組胃、十二指腸潰瘍患者，其中 94.11% 在胸椎第 5—8 關節椎間有錯位體徵，治脊治療對此病有良好療效。

而腰骶椎間錯位，除腰腿痛等臨牀症狀外，還可導致腸痙攣、腸麻痺、腸功能紊亂、習慣性便祕、排尿功能障礙、陽萎、痛經和病因不明的部分不孕不育症等。由此可見，呵護脊柱不但能大大降低頸肩腰腿痛的發病率，還可降低與脊椎相關性的疾病發生。在脊椎病因治療學的理論指導下，我們開展了治脊療法，至今已總結出適用於此法的七十餘種病症，並取得良好療效。

綜合國內外報導，脊椎病因已成為百病之源。脊柱病變引起的全身症狀，尤其是內臟症狀，多為植物神經受損的結果。脊椎病因學說給現代醫學提供了診斷植物神經功能紊亂重要病因的理論依據，是研究老年人多系統疾病一新的病因範疇。脊椎病因學的逐步完善，將有效提高老年病的防治成效。綜上所述，脊椎病因學說已由骨科的頸肩腰腿痛範疇，發展為一門新的病因學說，進而推動其相關病症在診斷和治療方面新進展。

呵護脊柱
應從小開始

近20年來，醫學科學發展、診治技術提高加之醫學知識普及，
使人們認識到非老年脊椎病的客觀存在：
脊椎病並非只是中老年人常見病。

論述顯示，由於現代生活中過勞、不良生活姿勢等因素，脊椎病已逐漸年輕化，事實亦證明，青少年患脊椎病早已存在，更重要的是對於年輕群體脊椎病的診斷標準。

1971 年，我們總結的《頸椎綜合症 123 例報告》中，一個典型病例是兩歲半男孩高熱抽搐後，出現右上肢癱，初被誤診為小兒麻痺症，兩年多診治無效後，經我們確診為胸椎第 3—4、4—5 的關節錯位，一次復位即好轉，三次治療痊癒出院。

為引起業界重視小兒頸椎間關節損傷所致臂叢神經損害的誤診誤治，我未同意將此例「不符合頸椎病診斷標準」的典型病例在論文中刪除而遭學術期刊退稿，無奈只好改投省內期刊發表。我們診治的小兒脊椎病人，大多是外傷致病，較少數為咽喉部炎症、高熱抽搐引發。例如：嬰幼兒斜頸多由產傷引起；學齡兒童的頭昏頭痛、肩背不適、搖頭眨眼、噁心厭食、多動症等，多由運動創傷或跌撲損傷引起；又有因坐臥姿勢不良，導致相關椎間關節錯位，損及神經、血管而發病的；青壯年人在運動和勞動中發生的急性創傷、生活和勞動姿勢不良或過勞，均會引發脊椎慢性勞損，亦會發展為脊椎病。因此，為了健康，應從青少年時期開始呵護

脊柱。

　　未病要早防，俗語云：「愛靜不動，眼花耳聾，適度靜動，無病無痛」，這是對中老年人「抗衰老」的忠言。「生命在於運動」，運動雖能鍛煉體格，但運動不當反而會造成創傷，青壯年人在健身鍛煉時，應注意防止運動性創傷。因此，小兒及青壯年人，在學習和工作（包括體力和腦力勞動）中，要重視預防慢性勞損。至於如何預防，可參考以下三點：

　　1、加強脊柱保護，克服生活和工作中的不良姿勢，避免由長期姿勢不良，造成椎周軟組織慢性勞損，進而導致椎間關節失穩。

　　例如，有俯臥習慣者，頸椎在睡眠時大幅度扭轉而損傷頸部韌帶及關節囊，成為頸椎間失穩的病因，遇到輕度扭挫傷或工作過勞等誘因時，會使頸椎間關節錯位而發展成頸椎病。對於某些必須長期在不良姿勢下工作的人士，建議應在工作間歇或業餘時間做體位性的平衡運動，如長時間伏案工作者，提倡每小時做一次昂首、左右轉頸，同時做挺胸動作1—3次。又如現代化的生活享受中，不少人喜愛在牀上或沙發上半臥位看電視或看書，將頸和胸靠在牀欄上，處於

前屈位或扭轉姿勢，損傷頸胸椎間軟組織。一旦引發椎間關節錯位、損害交感神經，常表現為胸悶心悸、頭昏失眠、背痛手麻、多汗乏力等臨牀症狀，醫院面對此症狀，通常難以確診，患者常處於亞健康狀態，生活工作缺乏精力，苦惱不已。學生、文員的桌椅高度配置不當，也是造成脊柱勞損的客觀原因之一。運動員和體力勞動者，容易經常性發生脊柱急性輕度扭挫傷，三兩天不治而癒，但重複輕傷常引發椎間透明軟骨板破裂，成為椎間盤退行性變的起因，也將由脊椎失穩發展成脊椎病。應當避免超負荷損傷、重視劇烈運動前的熱身運動和重視勞動姿勢，可有效預防脊椎病的發生和發展。若不慎受傷時，不但要治療體表創傷，更要糾正因肢體創傷所引發的脊椎錯位，才能預防脊椎病。

2、避免引發脊椎病的誘因，包括過久不良體位、落枕、受涼、顛簸、過度疲勞等。

3、重視脊柱診治早期階段及輕微損害。如青少年的駝背、脊柱輕度變形側彎，此時雖無症狀，屬發病前期，若此時糾正或予以治療，可避免加速脊柱退行性變，發展成脊椎病。

有病宜早治。用治脊療法治療脊椎病，能使脊椎病及早康復。療法包括：

1、選用正骨推拿療法、牽引療法或手術療法為主治法，消除或減輕致病主因——骨性壓迫；

2、選用中西醫藥或理療、針灸等方法為輔治法，消除無菌性炎症，解痙止痛，加速脊柱功能康復；

3、選用水針療法或小針刀療法治療失穩病椎的相關軟組織損傷，促使失穩康復，對治療和預防復發有顯著療效；

4、用保健枕、睡硬牀，糾正不良姿勢。選用保健性體能鍛煉，如牀上脊柱保健功、太極拳劍、單雙槓懸吊法、郭林氣功療法，同時，單車、游泳、爬山、慢跑和快步走等運動，均有良好的預防脊柱病的作用。

（本篇為 2004 年第一屆中華脊柱醫學論壇大會主題論文）

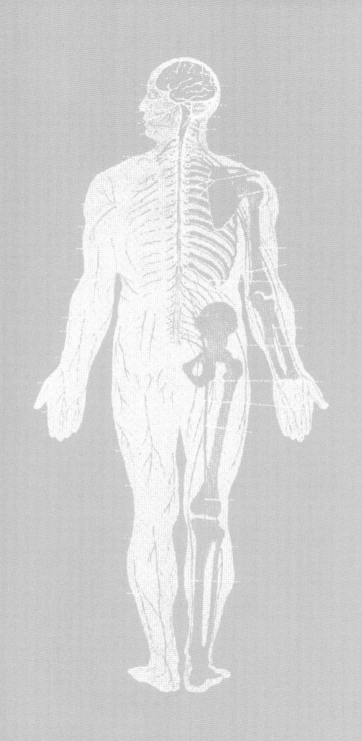

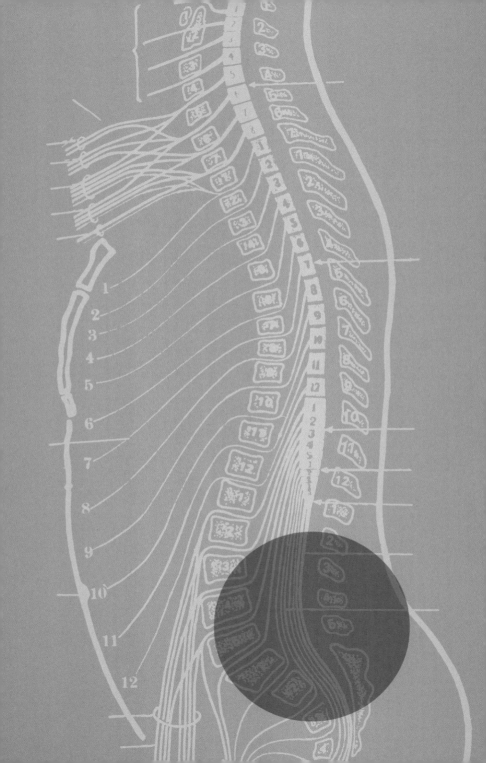

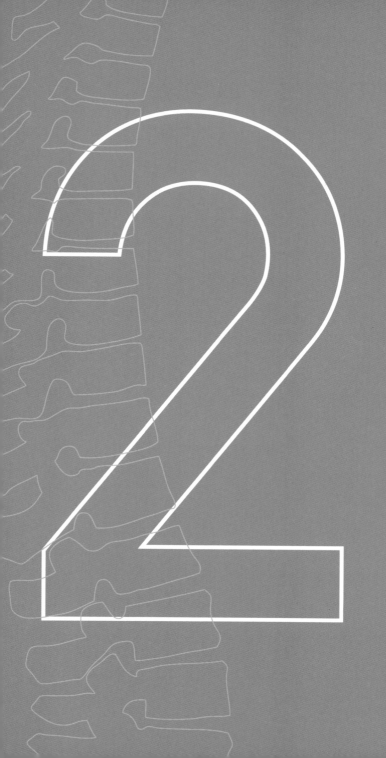

第二章

牀上脊柱保健功

我終生的
簡易保健法

　　牀上脊柱保健功和單、雙槓懸吊蹬腿法，是預防脊椎病或脊椎病治癒後行之有效的防復發方法，也是我終生的簡易保健方法。本章第 3 節將逐個步驟詳細講解牀上脊柱保健功的各個動作，適用於兒童、青壯年、老人等不同年齡人群的懸吊蹬腿法及適合高齡人群的多種退階練習功法。

　　2012 年 7 月至 8 月我因腸梗阻住院時，先後發生兩次昏厥，我首先排除了頸性昏厥，因我從未患過頭昏，故我分析可能是低血糖引發的（腸梗阻禁食）。住院閉目養神時，回憶這幾十年研究心得，脊椎病既列入「病因學研究範疇」，但仍應強調「預防重於治療」，為求實用和便於推廣應用，經多年實驗和臨牀檢驗，選擇了兩項既簡易、免費又省時的功法。

　　為預防生活中姿勢不良而發生的脊椎病（包括落枕、閃腰、坐臥姿勢不良等），我從工作中發現不少病人的發病，常在夜裏因頸肩腰背痛痛醒，或早上醒來發現「落枕」。經幾年的問診小結，發病除急性創傷外，多與睡眠姿勢不良相關。睡眠姿勢不良，導致某部分脊椎發生扭屈過度，引發椎間關節錯位。除提倡用我設計的保健枕外，再設計這一項自我防治的牀上脊柱保健功。

　　為何不叫「保健操」，而定性為「保健功」呢？因人體脊椎

的椎間盤從少年發育到成年，就開始退變，退行性變的病理變化是隨年齡和外傷而發展，故提倡要天天練、長期練。其中的仰臥挺胸法，每次練習需由 30 次逐漸增加到 100 次，才能累積功力，達到增強肌力、促進脊柱筋骨穩定性的效果。故傳授時要耐心講解練功的保健作用，必須持之以恆。正所謂「只要功夫深，鐵杵磨成針」，故定性為練功。

脊柱保健在不同年齡段（包括嬰幼兒、少年、青年、壯年和老年），其練功目標、功法、強度和個人體質都應有變化。臨牀研究證明，未成年人的脊椎輕度偏歪，用矯正姿勢作牽引，即能調正；青壯年人，練牀上簡易保健功和單、雙槓懸吊蹬腿法，每日練 1 次，或有頸背不適時練簡易牀上保健功 1 次，均可預防脊椎病。

牀上脊柱保健功和單、雙槓懸吊蹬腿法，已是我終生的簡易保健法寶，符合多、快、好、省四個原則。在第一屆中華脊柱醫學論壇上，我應大會邀請為論壇主題題詞時，寫了「為了健康呵護脊柱」八個字，60 歲以上的老年人，除呵護脊柱外，還應重視對動脈粥樣硬化的防治，除加強適度運動外，必要時應堅持做局部按摩，或同時配合中西藥物治療。

保健功
增肌力健筋骨

「老年性肩周炎」是中老年人常見病，由於疼痛難忍，臨床上診斷多從患者主訴疼痛的肌肉而定為某肌、肌腱、筋膜炎。由於至今病因未明，故很多患者內服中西藥物，和疼痛局部的理療或封閉療法，療效多不理想。若久治不癒，因劇痛致關節運動受限，將會繼發「廢用性肌萎縮」，若脊椎病損及交感神經，患部會惡寒怕風，形成惡性循環，甚者令患者坐臥不安，將會加重老年人原有基礎病。

　　「脊椎病因治療學」研究這類「老年性」肩周炎（俗稱「五十肩」）時，發現是由脊椎病因（頸椎第 4 關節至胸椎第 8 關節椎間關節錯位）損害了支配肩關節及肩胛骨相關肌肉的感覺和運動神經，引起神經根炎（痛在肩周肌肉）而劇痛難忍。重症患者多同時損害交感神經，使患部動脈痙攣而缺血，導致肩周皮膚溫度降低，故怕風惡寒。缺血日久，肌肉萎縮加速而乏力。臨床上部分患者因伴有頸椎病的典型症狀，患肩側全臂膊手部麻痛者，按頸椎病診治，肩周炎可同時改善；若沒有頸椎病者，應診治胸椎病，只在肩痛部理療「治標不治本」，故療效不佳。

　　針對脊椎病因（頸椎第 4 關節至胸椎第 8 關節）損害引發的「五十肩」中老年脊椎病患者，建議早練「牀上脊柱保健

功」，晚練「懸吊蹬腿法」（按身高選雙槓調至適當高度，懸吊時雙足離地約 <20 厘米為佳）。患者在骨科或康復理療科診治的同時，可加練上述功法自療，將加速康復；健康人練上述功法，未病預防更有效。確診肩周炎並患頸椎病者，請到康復理療科或中醫推拿科做頸椎「牽引下正骨手法」復位推拿，可促使早日康復。

日常生活上，建議：一，要按患者肩寬選用保健枕（建議按規格選購，按說明正確應用龍牌舒適枕）；二，不應睡太過軟的褥（如彈簧牀墊）；三，若睡軟牀，枕頭規格應比正常降低一級（如按肩寬買大碼者，應改買中碼）。

牀上脊柱保健功
練功方法

練習原則

先從健康一側練習（症狀較輕一側），後從傷患一側練習（症狀較嚴重一側）。

若左、右肩發病（單側肩痛），多見於頸椎第 4 關節至胸椎第 8 關節有側擺式錯位，若雙肩先後或同時發病（雙側肩痛），多由頸椎第 4 關節至胸椎第 8 關節間有滑脫式錯位，或傾仰式錯位。重症患者需請醫生行牽引下正骨推拿復位，有較好療效。本功法適用於初發或輕症患者，並可配合醫生綜合治療方案，有輔助加速康復作用。

為敘述方便，全部以右側臥位先練左側為例（適用於右側肩周炎患者，若左側肩周炎患者，將下文左、右側練習轉換即可）。

一、側臥轉體旋肩法

作用： 在轉體運動中達到調正胸腰椎「旋轉式錯位」
的目的，防治胸腰椎扭傷或慢性勞損效佳，延
緩腰腿乏力、疼痛。

預備姿勢： 右側臥位，頭頸部均在枕頭右側上，頭微前屈
（讓關節面輕度張開）。

右手臂向前，屈肘將前臂上舉平放於枕旁牀上
（關節功能有障礙者，枕旁可用毛巾卷成圓桶
形，托住手腕部較舒適，下同）。

右腿自然伸直，左膝屈曲，放在右腿前方牀
上，左足勾扣在右小腿上，使臀部微向前傾，
腰臀部呈前旋位。（見圖 1）

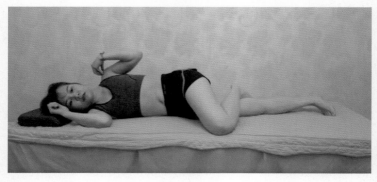

圖 1

動作要領： 右手臂屈肘上舉，右手放在枕旁。左手臂屈肘
在胸左側，左手四指均微屈，與拇指尖對齊聚
攏抓握成「猴拳」狀，將指尖點靠在肩關節前
方，此「定點」作為旋肩圓心。（見圖2）

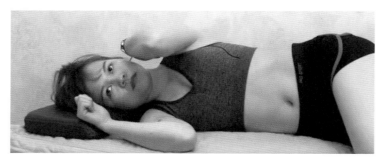

圖2

用肘劃圓圈，做旋轉肩關節運動。按「前、上、後、下」為
旋轉1次，連做3-10次（初期每練3次，由個人需要而定
次數，下同），繼反向做「前、下、後、上」回到前位為1次，
連做3次。（見圖3-5）

為方便讀者自學牀上脊柱保健功，此處配有
示范影片，掃描QR code可觀看側臥轉體旋
肩法詳細講解

跟隨搖肩動作，上身（頭頸胸部）順臂肘運動，同步做由前向後轉體運動。

即手臂向前時胸部前俯，臂轉向後時，頭頸胸部轉成後仰姿勢，腰臀部盡可能保持不動（會有微動）。功法完成後，翻身做右側。

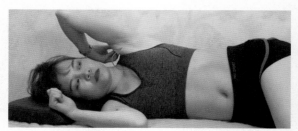

圖 3

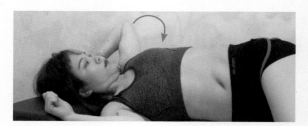

圖 4

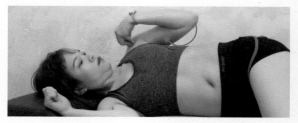

圖 5

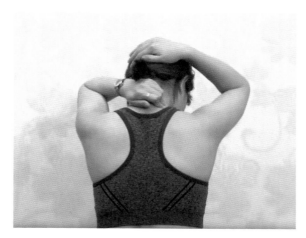

圖 12

目的：　　　通過兩手左、右交替捏動頸椎各關節，即可微
　　　　　　調關節偏歪，防止發展成頸椎病，又可舒筋、
　　　　　　行氣、活血，改善頭、臉和血液循環。

為方便讀者自學牀上脊柱保健功，此處配有
示范影片，掃描 QR code 可觀看拿捏後頸法
詳細講解

四、仰頭搖正法

作用： 自我調治頸椎第 1-3 椎間關節，預防頸椎發生「旋轉式錯位」。

預備姿勢： 仰臥位，全身平臥舒展放鬆。

動作要領： 左手托頭後枕骨稍下部位，頭向右轉約 10-30 度（根據個人自我測試的舒適點而定），右手反掌向上，掌心托下頷部位（右手指向右耳）。（見圖 13-14）

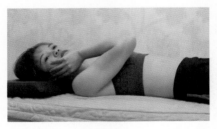

圖 13

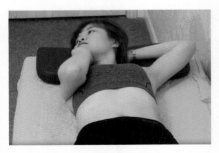

圖 14

用短促的力，右手向右上方推動下領部，使頭作仰頭並向右上方重複推動 2—3 下，偶有關節彈跳滑移感或復位響聲（多為自己聽到，別人聽不到）（見圖 15-16）

然後雙手互換，左側如法治療。頭頸單側麻痛，應先做健康的一側，後做麻痛的另一側。（見圖 17-18）

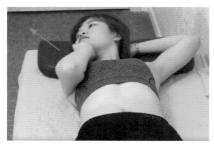

圖 15

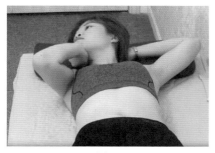

圖 16

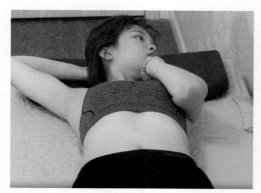

圖 17

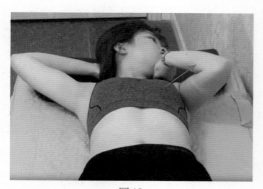

圖 18

為方便讀者自學牀上脊柱保健功，此處配有示范影片，掃描 QR code 可觀看拿仰頭搖正法詳細講解

五、引身舒脊法

作用： 最佳拉力可傳達到頸部，由於雙手將頭頸部穩
住，頸、胸、腰椎椎間受牽引而使各椎間距增
寬，對位良好，能改善椎間排列之紊亂狀態，
達到「骨正筋柔」的效果，有抗衰老和治療脊
椎病的作用。

預備姿勢： 仰臥，雙手重疊（手指不互相交叉）托住後頸
枕下部，雙腿屈曲，兩足略分開與肩同寬、放
平，盡可能向臀部靠近。初練者可用雙手拉足
上移，向雙膝關節靠攏。

動作要領： 雙腿同時用力將雙膝向下按壓。足部向上蹬，
使身體受牽引力而向下移，此時臀部會自動輕
微抬起，離開牀墊。脊柱側彎者應增加左、右
下肢單側交替拉動各 2-3 下，再雙側同時加大
力度拉動 2-3 下。（見圖 19-20）

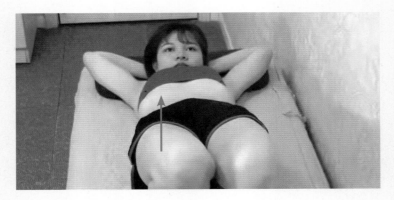

圖 19

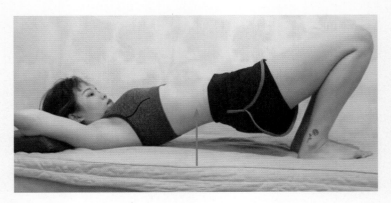

圖 20

　　如遇病痛較重時，可先做單腿牽引法，左右側
各牽拉 2-3 下後，再行雙腿牽引法 2-3 次。（見
圖 21-22）

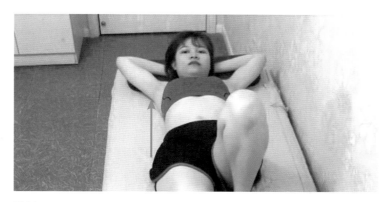

圖 21

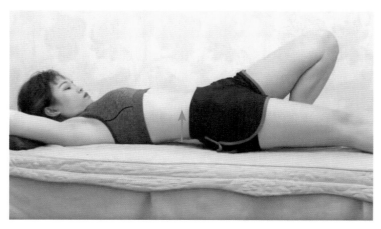

圖 22

中老年人還可以將自己做上下拉伸，引身舒脊向下拉 2-3 下，再雙腿伸直，雙手抓牀頭欄杆，用力拉動全身回到原位，如法做 3-5 次，對治療胸椎退變，預防脊椎病因損害植物神經而引發內臟疾病有較好效果。

為隨處可練習此法，可改牀上練為直立練，即為下文的「懸吊蹬腿法」，但作用力不能達到頸椎。

為方便讀者自學牀上脊柱保健功，此處配有示范影片，掃描 QR code 可觀看引身舒脊法詳細講解

六、仰臥挺胸法

作用： 可促進脊椎失穩恢復正常，提高身體耐勞力，防治「亞健康」，熟悉後可多加練習。

預備姿勢： 仰臥位，雙手掌重疊（手指不互相交叉）抱住頸後部，雙臂平放在枕上兩側，雙腿自然舒適伸直，全身舒展放鬆。（見圖 23）

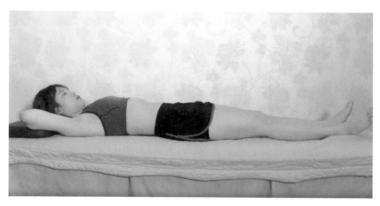

圖 23

動作要領： 以頭、臀部作支點，腰背肌肉用力收縮，將背部抬起離牀 2-6 釐米高度，同時吸氣，隨即迅速放下身體，還原平臥姿勢，動作自然，輕快為佳。（見圖 24-25）

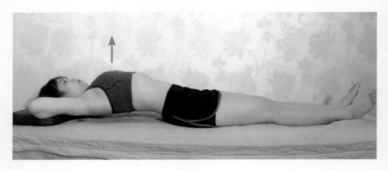

圖 24

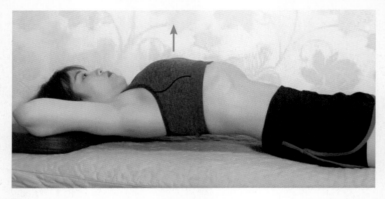

圖 25

練習約 30-100 下，初練者每 10 下停頓 1 次，
呼吸順暢後繼續練 30 下。體質虛弱者，可分
段練習，全身平臥舒展放鬆片刻，待呼吸平順
後繼續練功至 100 下。

以上簡易牀上保健功六法，於每晨起牀前進行 1 次，熟練後只需 8-10 分鐘完成。初期每天 1 次，3 个月後有效時，改為每周 2-3 次，持之以恒，保持健康。可有效防治因坐卧姿勢不良引發的脊椎病，脊椎病早期表現為頸肩腰腿痛，加重後可由脊椎病發展為脊椎病因性的某些內臟系統的功能性病症，例如「XX 神經功能紊亂」。

為方便讀者自學牀上脊柱保健功，此處配有示范影片，掃描 QR code 可觀看仰卧挺胸法詳細講解

懸吊蹬腿法
練功方法

為了健康，呵護脊柱。最有效且省時的方法，

就是堅持每天早上練10分鐘牀上保健功六法，

下午加練2-3分鐘懸吊蹬腿法，

尤其可預防致使青年早衰的亞健康。

懸吊蹬腿法可有效舒緩脊柱勞損，抵抗脊柱退變延緩衰老。練習前可先自我檢測脊柱是否變形，一般喜翹二郎腿、習慣偏某側臥者易患脊柱變形。最簡便的自測方法是對鏡觀察：若出現雙肩不等高、左右手觸背功能差，或兩手抓背不等高、左右腳的鞋底磨損相差較多等現象，即代表脊柱有變形，重症者須請醫生診治和指導。

另外，練習前先請家人或醫生觀察一下兩腿是否等長：仰臥全身放鬆，雙腿稍分開伸直，足約與肩寬，再將雙側足跟併攏比較，是否兩腿不等長（骨盆旋移症或脊柱側彎均會引發雙下肢不等長）。

脊柱保健在嬰幼兒、少年、青年、壯年和老年等不同年齡段，其功法和強度都應有變化。下文將列舉「懸吊蹬腿法」針對成人、兒童、老年三類人群的練習方法。臨牀研究證明，未成年人的脊椎輕度偏歪，用矯正姿勢作牽引，即能調正；青壯年人，練牀上脊柱保健功和單、雙槓懸吊蹬腿法，每日練 1 次，或有頸背不適時練簡易牀上保健功 1 次，均可預防脊椎病。

① 成人適用

作用

青壯年成人練此法，能調治或預防脊柱側彎、或駝背凸肚生理曲度變形。

預備姿勢

按身高選擇單槓或雙槓為鍛煉工具，將雙槓調至適當高度。鍛煉工具以懸吊時雙足離地約 10 釐米較安全（約為踮腳上下高度）。懸吊前，稍活動一下四肢關節和腰部，站立於單槓下，或雙槓之間。

動作要領

雙手左右分開與肩寬，緊握單、雙槓防滑跌。

雙腿等長者，懸吊蹬腿時，左、右腿各蹬 2 下後，雙腿同時蹬 2 下，完成後不要跳下；雙腿不等長者，懸吊蹬腿時，長腿先蹬 2-3 下，短腿蹬 3-5 下，雙腿同時蹬 2-3 下，完成後安全下地，稍作休息或散步片刻後結束練習。（見圖 26）

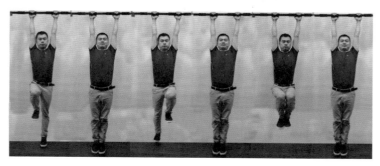

圖 26

初練時臂力不足可暫不蹬腿。練習一段時間懸吊後，臂力足夠時，先輕力伸縮下肢，類似步行動作，體力適應後，才按要求練習。初期每天下午或睡前練一次，堅持三個月後，可減少為每週練 2-3 次，體壯力健者，可不定時練習。

成人日間工作忙碌辛苦者，可於晚飯前後一小時左右練習，最好是睡前加做一次此法，可有效舒緩勞損和可抗脊柱退變，延緩衰老。青壯年人可階段性鍛煉，或激烈運動後，用此法調理保健，能堅持每天練習最佳。

為方便讀者自學牀上脊柱保健功，此處配有示范影片，掃描 QR code 可觀看懸吊蹬腿法詳細講解

② 少兒適用

作用

患有脊柱側彎的 5-12 歲兒童、有產傷的嬰幼兒或少年跌傷後，可由家長配合做此練習，可防治因傷誘發脊柱側彎或駝背等病症。

預備姿勢

家長面向孩子後背站立，兩腳分開比肩略寬，囑孩子雙臂互抱，兩手互相握於另手前臂近肘部。（見圖 27）

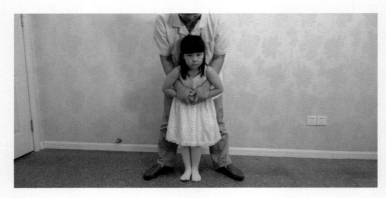

圖 27

動作要領

家長雙手穿過孩子腋下抓穩其屈肘前臂，將其抱住（家長必須握緊防鬆脫跌傷孩子）。

將孩子摟抱提起於胸前，使其雙腳離地，作左右擺動 3-6 下，再作前後擺動 3-6 下，繼而作上下抖動 2-3 下即完成，每個動作之間讓孩子落地休息 10 秒。（見圖 28-30）每週做 1-3 次，或遇一般的跌跤後及時做 1 次。

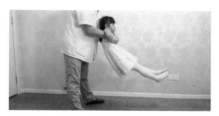
圖 28

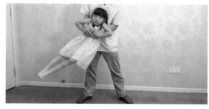
圖 29

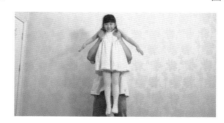
圖 30

為方便讀者自學牀上脊柱保健功，此處配有示范影片，掃描 QR code 可觀看兒童適用保健功法詳細講解

動作須輕鬆柔和，運動幅度由小漸增至適度（以無不適反應
且有效為準），隨年齡增長和體形壯健而加強。

此功法家長可根據幼兒脊柱變形進行治療，每天晚上睡前
施治 1 次，三個月為 1 療程，根據需要可再定療程。待小
兒長大到能自行吊單雙槓時，便可練習懸吊蹬腿法。（見圖
31-34）

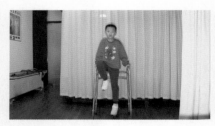

圖 31

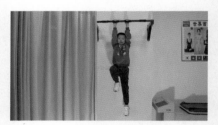

圖 32

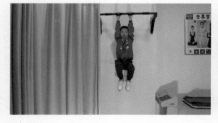

圖 33

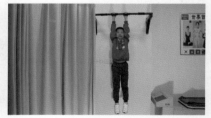

圖 34

為方便讀者自學牀上脊柱保健功，此處配有
示范影片，掃描 QR code 可觀看少兒適用懸
吊蹬腿法及飛燕式詳細講解

特別提示

幼兒至少年期，可教其在起牀前練飛燕式 6-10 次，以增強豎脊肌羣。對因脊柱發育問題而影響長高的兒童，應增練懸吊蹬腿法，具體方法可參閱成人篇，只需按年齡減少次數和強度。（見圖 35）

一般 12 歲以下兒童不需用正骨手法，以免損傷脊椎骨骺影響其發育。12-18 歲可用「緩慢復位法」，如輕鬆的牽抖法或定向輕鬆的叩打法。

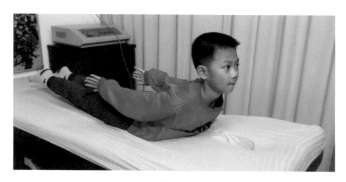

圖 35

③ 高齡老人適用

作用

適用於心肺功能及手指抓力減弱的高齡老人，練習此法有抗衰老、防治脊柱勞損、椎間關節錯位的作用。

預備姿勢

練習前稍活動一下四肢關節和腰部。

動作要領

可在家利用兩台等高的傢俱鍛煉。

雙臂微屈，手掌平按於桌面（代雙槓），用臂力將肘伸直，使身體提升至雙腳離地約 10 釐米。

抬起一側腿屈髖屈膝，以足跟用力垂直向下蹬腿（不應向前後踢腳，可免失衡跌倒），屈、蹬一次為一下。

先蹬長腳，後蹬短腳。長腳連續蹬 2-3 下，短腳蹬 3-5 下，雙腳同時蹬 2-3 下，練完安全下地結束鍛煉。老年人練後稍坐休息片刻或在家散步較佳。（見圖 36-39）

龍層花醫生親自示範老人適用懸吊蹬腿法

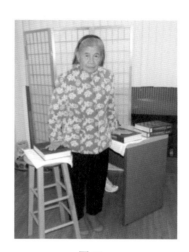

圖 36

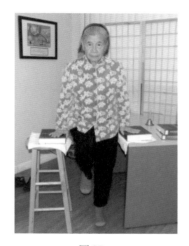

圖 37

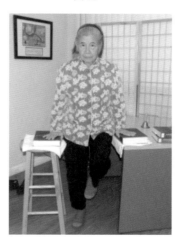

圖 38

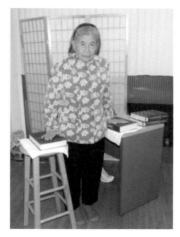

圖 39

懸吊蹬腿法
退階練習二功法

「懸吊屈膝下墜法」

　　將單、雙槓高度降低至適當的高度（將足跟抬起，手能抓槓即可），肩關節上舉受限者，改用雙槓。

　　雙手抓緊單、雙槓，利用漸屈雙膝，僅以臀部重力下墜，拉伸脊柱、胸腹及腰部。

「懸吊踏步法」

動作要領

用等高的茶几等家俱代替單、雙槓，雙手掌和前臂平按在茶几上，屈曲雙肘關節，將雙肘關節逐漸伸直，雙足跟提離地面至足底伸直，腳趾不離地。

臀部重力下墜，使胸腰骶椎得到正確牽伸。繼而左右腳交替踏步，即提起足跟，足跟落地為踏步一次，每次左右各3-6下（根據個人需要可增加次數）。或將雙膝輕屈亦有類似作用，其重量足以拉直脊柱，安全保健。最好睡前做一次，約一分鐘即可。

手臂無力者適用

作用

適用於雙手臂無力懸吊起身者或臂力減弱高齡老人，改主動運動為被動運動，活動關節，全身放鬆。

預備姿勢

仰臥牀上，雙臂向上屈肘，雙手掌重疊抱後頸部，肩關節功能受限者，雙手改抓牀緣，以穩定身體。

動作要領

若雙腿不等長，醫生或家人可用較輕鬆力度，先握長腳足上小腿下部，提起約 30 度角，牽拉 2 下，再牽拉短腳 3-5 下，達到雙腳等長為佳。最後雙腳同時牽拉 2-3 下結束。

若遇膝、踝關節退變或有外傷史者，可改為仰臥屈髖屈膝（雙足跟盡可能靠近臀部），醫生或家人站其牀外，雙手抓扶膝部，在患者全身放鬆情況下，用適當拉力將其膝關節向下拉，使大腿拉壓到臀部微離牀，以調正長短腳。

調正後先向左側臥一會,,翻身向右側臥，頭和頸部均在枕上，稍微低頭（勿仰頭），可全身放鬆。

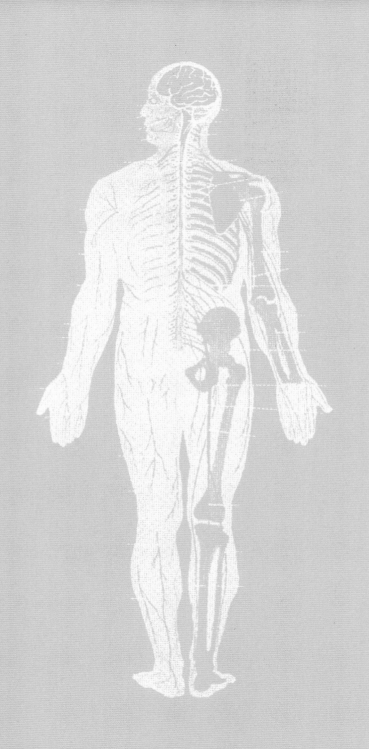

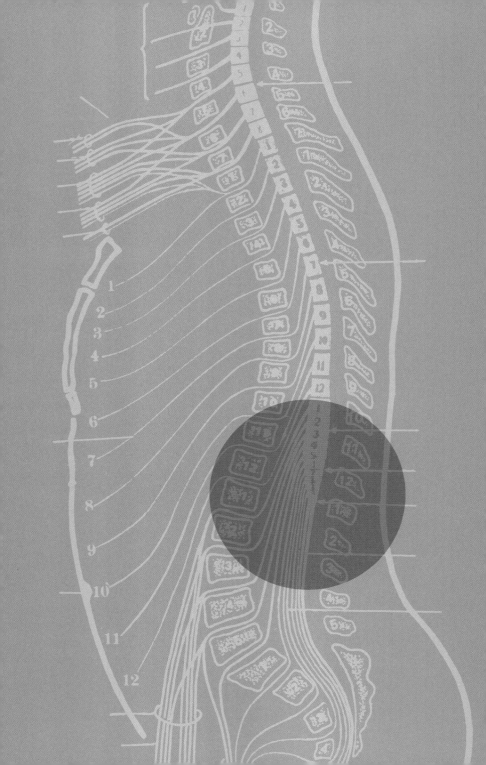

3

牀上脊柱保健功復健舉例

坐骨神經痛

「坐骨神經痛」是臨牀上常見的病症，
其主要症狀就是沿坐骨神經的分佈範圍，
發生腰痛並放射至腿部或直到足部的疼痛、麻木、乏力、發涼，
也有的病人腰不痛，只是一側腿外側疼痛、麻木。
引發坐骨神經痛的病因較多，但最常見的是腰椎病和骶椎病。

個案實錄
1

　　王小姐，18 歲。在滑雪摔傷後，引起坐骨神經痛，到醫院骨科檢查，診斷為「腰椎第 4、5 關節椎間盤突出症」（第 4 腰椎與第 5 腰椎之間），骨科專家要她準備手術治療。

　　經家人商量和朋友介紹，前來看骨傷科，用中西醫結合的三步定位診斷法檢查，除腰椎間盤突出外，發現腰骶椎間關節滑脫並旋轉式錯位，因椎間關節錯位加重了腰椎第 4、5 關節間及腰骶椎的「椎間盤突出」，才引發「腰椎間盤突出症」，發生左側坐骨神經痛，經用治脊療法，配以內服中藥治療。

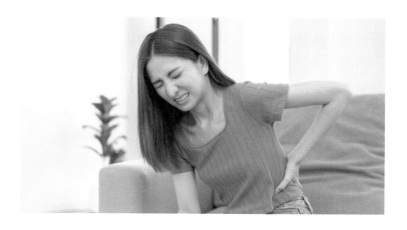

結果

治脊療法三次，疼痛完全消失，免除做手術。

醫生診斷

1. 左下肢坐骨神經痛；
2. 腰椎第 4、5 腰椎間盤突出併發腰第 5 關節到骶第 1 關節椎間混合式錯位。

治脊方案

1. 用正骨推拿手法將腰骶椎間關節錯位復正，將錯位關節調正後，再以牽引牀將新近發生的椎間盤突出的椎間隙變窄處拉寬，使創傷部的神經通道恢復正常，以消除坐骨神經根的受壓原因。
2. 由於上學時間不能接受系統性的輔治療法，故改以中藥內服，以加速神經根炎症的消除，行氣活血、舒筋止痛，加速左下肢功能的康復。
3. 指導王小姐堅持使用腰骶部的牀上脊柱保健功鍛煉，和雙槓（或單槓）自體懸吊牽引，以鞏固治脊療法的療效和預防復發。

個案實錄
2

范女士，46 歲，車衣技工。長期用一隻腳踩衣車，近兩年腰痛加重並放射至右側小腿外側部，輕時尚無大礙，加重時夜睡時常痛醒，難以堅持工作。

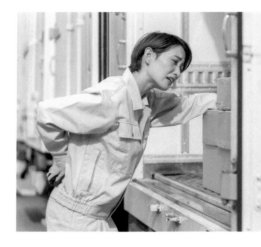

范女士當車衣技工，工齡已二十多年，十年前搬重物時曾扭傷腰部，經貼膏藥後痊癒。近五年工作忙時常感腰酸背痛，休息後可減輕，曾拍腰椎 X 光片，報告為腰椎第 4、5 關節骨質增生，服中西藥物，效果不理想，症狀時輕時重，近來腰痛加重，並右側小腿疼痛加劇，難以堅持工作。醫生發現她走路時呈「歪臀跛行」狀，經檢查排除了右小腿的肌筋膜慢性勞損，分析其右側小腿外側疼痛，屬腰神經根受損，引起的坐骨神經放射性疼痛。

查體時發現腰椎第 4 關節棘突偏右，棘突右旁及右骶髂

關節部有明顯壓痛，雙下肢「直腿抬高試驗」，右側陽性（左下肢抬高 80°，右下肢抬高 45°），雙下肢不等長（右腿長左腿短），腰椎 X 光照片可見腰骶軸側彎，腰椎第 4、5 關節椎間盤輕度變性，椎間關節呈旋轉式錯位。經用針灸緩解肌緊張後，腰骶椎部行正骨推拿治療，一個療程（每週三次共十次）治療後，症狀完全消除，恢復了健康。

小資料

直腿抬高試驗（Straight Leg Raising Test）

用於腰椎間盤突出症、坐骨神經痛的檢查。

檢查方法：患者仰臥，雙下肢伸直，分別作直腿抬高動作（注意膝關節不要屈曲），再做被動抬高動作。正常者主動和被動抬高時，雙下肢抬高幅度相等，並無痛感。若一側下肢抬高幅度降低，同時出現下肢放射性疼痛時，此試驗即為陽性，證明該組坐骨神經根有受壓迫現象。記錄左右下肢抬高幅度，可作為病情變化指標之一的觀察。

醫生診斷

1. 右側坐骨神經痛；
2. 腰椎第 4 、 5 關節椎間旋轉式錯位，併發腰骶椎間關節側
   擺式錯位。

治脊方案

因其病程長，椎周肌力已失衡，骨關節和軟組織均需治療，
需稍長時日的全面治療，才能徹底痊癒。

主治法：正骨推拿四步手法，每次均進行骨盆矯正，繼而復
正腰椎第 4 、 5 關節椎間錯位，強壯手法應全面調治病部軟
組織。

輔治法：

1. 針刺療法；
2. 物理治療：加強治療椎周慢性勞損的軟組織，可加速失
   穩腰椎的康復。

為加速神經根炎症的消除，選用超聲波療法，針刺對神經痛
亦有顯著療效。故一次治脊療法後，放射性神經痛即可明
顯減輕，夜裏不再痛醒，經三次治療，工作恢復正常。此時
范女士擬停止治療，醫生指導她，若不想病情復發，一定要
堅持完成系統性的治脊方案，經鞏固性的治療，使軟組織康

復較好，才能預防復發。范女士按醫囑治療，並在醫生指導下，糾正了不良的工作姿勢，取得完全康復的療效。

特別提示 本症的坐骨神經痛以治脊療法為首選。若手術療法無效，且病情仍在加重時，才選用手術治療。

病因分析

坐骨神經痛是一種沿坐骨神經通路及其分佈區的「疼痛綜合症」（見圖 40）。由多種病因引起：包括腰骶椎部的脊椎病，腰骶部外傷骨折、脫位，嗜伊紅細胞肉芽腫、感染、類風濕、腫瘤、結核等病因而致病，但臨牀上最多見的是脊椎病因。

以脊椎病因分析：坐骨神經是由腰椎第 4 關節到骶椎第 3 關節的 5 支神經根組成（見圖 41），是全身最粗最長的一條「周圍神經」，分佈於雙下肢。脊椎病因引起的屬繼發性坐骨神經痛，是因坐骨神經在其通路上受病部的椎骨或肌肉壓迫而損傷所致，神經根受損傷後出現根性痛（又稱放射性痛），正常的神經受壓時，並無疼痛發生，不少人都經歷過：扭傷腰部當時並無明顯的腰腿痛，可次日或過一段時日，才出現

圖 40 全身神經分佈

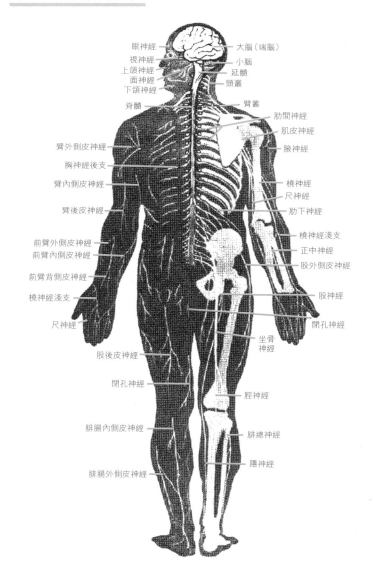

眼神經
視神經
上頜神經
面神經
下頜神經
脊髓
臂外側皮神經
胸神經後支
臂內側皮神經
臂後皮神經
前臂外側皮神經
前臂內側皮神經
前臂背側皮神經
橈神經淺支
尺神經
股後皮神經
閉孔神經
腓腸內側皮神經
腓腸外側皮神經

大腦（端腦）
小腦
延髓
頸叢
臂叢
肋間神經
肌皮神經
腋神經
橈神經
尺神經
肋下神經
橈神經淺支
正中神經
股外側皮神經
股神經
閉孔神經
坐骨神經
脛神經
腓總神經
隱神經

圖 41 由脊髓發出的脊神經

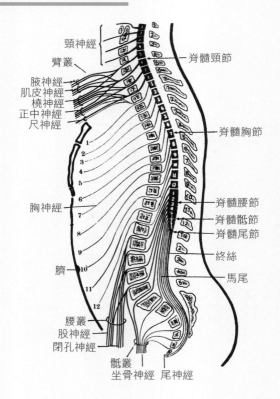

頸神經
臂叢
腋神經
肌皮神經
橈神經
正中神經
尺神經
胸神經
臍
腰叢
股神經
閉孔神經
骶叢
坐骨神經　尾神經

脊髓頸節
脊髓胸節
脊髓腰節
脊髓骶節
脊髓尾節
終絲
馬尾

腰腿痛或坐骨神經痛，由此可見，如果在腰骶部發生扭挫傷，能及時糾正脊椎骨關節錯位，就不會發生神經根炎症而致坐骨神經痛了。

　　現代醫學認為脊椎病是一種退行性病理改變（俗稱退化），屬老年疾病範疇。我們的研究證明：青壯年人的脊椎病

多由急性扭挫傷引起，此期臨牀檢查多無脊椎退化（椎間盤變性、韌帶鈣化、骨質增生等），而是因外傷引發椎間關節錯位，使椎管（內有脊髓）、椎間孔（內有神經根）的「骨性管道」結構變形，管道內腔變窄，而擠壓或刺激傷害其中通過的神經根。研究中亦見，受累神經被過度牽伸或擠壓，使神經根處於緊張狀態，導致神經內張力增高，使神經功能障礙逐漸加劇，病程長者可發展到神經變性而出現下肢肌萎縮。

正常的神經受壓時並不會疼痛（例如久坐壓迫只感腳部麻木不適，而並不疼痛），但在神經受損傷後，發生無菌性炎症的神經根受壓時，才引起疼痛。椎間關節錯位，局部創傷出血或椎管、椎間孔內的神經根因脊椎病受損傷而水腫、充血發展成無菌性炎症時，神經根炎再受錯位的骨性傷害，就會引起劇烈的神經痛。在炎症情況下，各種化學媒質能使血管對蛋白質的通透性增高，組胺大量釋出，在神經外膜、內膜及神經束膜處，有大量含有組織胺肥大細胞出現，可以導致神經根和竇神經中滲出大量的炎性白蛋白，這類炎性改變，增加神經內的壓力，引起局部缺血和電解質紊亂，從而刺激神經根和竇神經，引起神經支配區的疼痛。故發生在腰椎第 4 關節到骶椎

第 3 關節之間的脊椎病，即會出現坐骨神經痛。

　　本節中的病例，根據病因和病理改變情況，採取的治脊方案，以正骨推拿和牽引療法作為主治法，糾正、改善了椎間關節錯位和椎間盤突出，恢復神經根管內的代償空間，消除了致病的病因；再選用各自適應的消炎鎮痛的輔治法（針灸、理療、中西藥），加速神經根炎的消退，促進椎周軟組織的康復，即能取得理想的療效。

　　例 1 王小姐的腰椎間盤突出症，能迅速治癒，除治脊方案對症外，亦由於她的椎間盤突出程度較輕，年輕人創傷修復功能強有關。例 2 范女士的病情不同，十年前的腰部扭傷後，雖無明顯症狀，但已使她工作時腰部不耐勞，常要將腰部扭屈狀態以堅持工作，形成職業性的腰肌勞損和腰椎側彎，故其康復過程，除治脊方案療程完成外，應在結束後，指導她1—2 年內，堅持：1、注意糾正工作生活中的不良姿勢。2、每週進行雙槓（或單槓）懸吊牽引鍛煉兩次，以保持腰骶部的脊柱軸正常，防止側彎復發。3、堅持練牀上腰骶部牀上脊柱保健功，以預防復發。由此可知，脊椎病因引發的坐骨神經痛，診斷時應以三步定位法，排除其他病因，再查明發病的腰椎骶椎病變情況，才能正確治療。

自我判斷

坐骨神經痛的病因較多，如何自我判斷是脊椎病因引發的坐骨神經痛呢？

1. **症狀判斷：**以坐骨神經痛最重的部位（例如小腿外側處）為觀察點，以站立姿勢和坐位姿勢，分別做腰部的彎腰、側屈、轉體活動，如疼痛程度與活動相關，多為脊椎病因。又如病症是時輕時重的反覆發作者，亦多為脊椎病因。

2. **從病情發展判斷：**有外傷史者多為脊椎病因，無明顯外傷勞損史者，發病後症狀加重較快，有發熱或有全身不適者，應考慮可能屬感染、結核、腫瘤等病因，應到醫院作正規的檢查診斷。

3. **觸壓檢查：**側卧牀上，用手指按壓腰椎第 3 關節棘突（褲帶部的腰脊椎兩側）以下到骶骨的兩旁，逐節用力點壓，屬脊椎病因者，在病椎部能找到壓痛點，重症者壓痛點受點壓時，會引起坐骨神經痛，輕症壓痛點不明顯，改用拳頭叩擊腰骶椎，將感到又痛又舒適。

注意腰腿部若有燒灼性神經痛、放射性串痛（神經受損症狀）時，應及早診治，如忍痛不及時診治，將會耽誤治癒的最佳時機，其功能就難以完全恢復。由於坐骨神經痛有多種病因，及早檢查診斷至關重要，若經檢查確診患的是脊椎病因導致的坐骨神經痛者，早期治療能避免使病情發展到「脊柱側彎」、「跟腱反射喪失」、「小腿感覺喪失」、「肌力減退甚至肌肉萎縮」、「大小便功能障礙」等的難以根治的嚴重程度。

簡易自療法

任何改善神經根微循環的手段，都有助疼痛症狀改善，例如腰骶部、疼痛處的熱療（熱敷或各種熱療方法均有效）；貼消炎止痛膏；用祛風油、跌打酒等藥油按摩腰部和痛處；在嚴重疼痛期，應臥硬板牀，以舒緩病變部的神經張力及加速反應性水腫的吸收。除止痛藥外，維他命 B1 和 B12（或複合維他命 B 片）能改善神經細胞代謝、修復損傷，提高抗炎能力。維他命 C 能糾正毛細血管壁的脆性和滲透性，增加抗炎能力，對骨關節和肌肉痛療效好。

坐骨神經痛時，自我療法是：

1. 輕度發作時，選用牀上脊柱保健功作為自我治療，左右側臥位握空拳拍打腰骶部患側（震動使骨關節壓迫改善），都是有效的簡易療法。

2. 手扶牆壁，患腿向前後左右蹬踢。

3. 體力允許者，可用單槓或雙槓作懸吊牽引，懸吊時做向下蹬腿動作 3—5 下，可以改善腰椎間盤退變和輕度錯位。

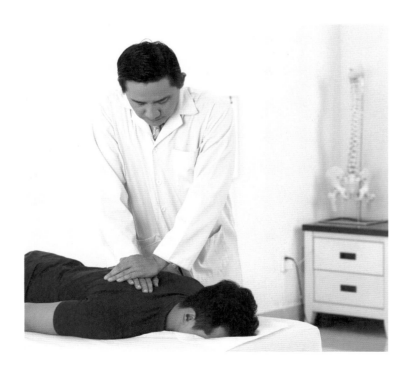

文職人員腰腿痛

一般認為，經常做體力勞動工作，
如建築工人、搬運工人等，易患腰腿痛，
因為他們常常彎腰搬重物，
但臨牀上我們的確看到，
不少坐辦公室的文職人員也患腰腿痛。

個案實錄
1

美國加州州長辦公室一位幕僚長，48 歲，女性。一次感冒連續劇烈咳嗽，兩週後出現腰痛並放射到右腿，曾到醫院診治，服藥無效。

病情逐漸加重，行動困難，無法工作，後轉到中醫骨傷科診治，確診為腰椎多關節錯位，應用治脊正骨推拿手法復位，配以針灸治療，一次痊癒。

醫生診斷

1. 腰椎間關節功能紊亂；

2. 腰椎多關節錯位；

3. 骨盆旋移症。

醫生分析： 患者長期坐辦公室，睡軟牀，坐軟沙發，又缺少健體鍛煉，脊柱已處於失穩狀態，而且婦女到了更年期，脊椎失穩多會加重，故此次因劇烈咳嗽，持續兩週而誘發腰腿痛。患者有腰椎間盤突出症病史。醫生為她觸診檢查：從腰椎第 2—5 關節棘突旁的腰背肌及筋膜均緊張，腰椎第 2—5 關節棘突偏歪，偏歪椎間右旁有壓痛，以右側骶髂關節為

重。右側髂後上棘（骶髂關節的右上角隆凸處）較對側降低，患肢較健側短 0.5cm，腰部的伸屈、側屈及轉體活動均受限，「坐立彎腰試驗」陽性，從而作出診斷。

坐立彎腰試驗

此法可作為腰骶關節錯位或骶髂關節錯位的鑒別診斷方法，若立位彎腰時，出現腰腿痛，坐位彎腰不痛，屬骶髂關節錯位體徵；若坐立位均同樣痛，病變多屬腰椎而不是骨盆；若立位彎腰疼痛重，坐位彎腰雖有疼痛，但有明顯減輕，則病變以骨盆為主，腰椎亦有病變。

如仍未能鑒別時，可用動態檢查出骶髂關節有無失穩，從而確定病變部位。此法取坐位或立位，術者雙拇指按住其雙側髂後上棘部，令患者彎腰，受損害的一側關節向上移動幅度增大，可考慮為骨盆有損害失穩；牀邊試驗、骨盆擠壓試驗、骨盆分離試驗、4 字試驗等可助鑒別診斷。

治脊方案

1. 主治法：用正骨推拿手法，先用放鬆手法舒緩緊張的相關肌肉和筋膜，然後用側臥位腰椎斜扳法調整腰椎第2—5關節功能紊亂，俯臥牽抖法定點復正錯位關節後，改用仰臥位，以屈腿按壓復位法，調整盆骨旋移，復位後腰部活動功能即時恢復正常。

2. 輔治法：針灸療法，除阿是穴外，以椎旁華陀挾脊穴為主的速刺法，能促進失穩脊柱的康復。

3. 預防復發：建議患者練牀上脊柱保健功，每週跑步或健體運動 1—2 次，以增強體質預防復發。此法治療一次後，即時消除疼痛，腰腿活動自如，次日便可恢復工作。

小貼士

更年期婦女脊椎失穩加重，遇到誘因，容易引發脊椎病。咳嗽時要注意姿勢，脊柱保持正直，或用手護着腰部（平時有不適的部位）。

病因分析

　　文職人員以辦公室坐姿工作為主，較少體力勞動，腰部受傷、勞損的機會較少，但他們工作節奏加速，壓力大，精神緊張，每天持續工作時間過長，積極的健體鍛煉太少，或工作姿勢不良，如習慣將頸腰扭轉、駝背挺腹，這使脊柱椎間肌力變弱，左右側肌力失衡，韌帶、筋膜相對鬆弛，逐漸發展至脊椎間關節失穩狀態，有很多人喜好翹二郎腿（又不注意左右腿交替翹），大腿前側的股四頭肌和髂股韌帶向前牽拉髂骨時，使脊柱和骶骨向後旋轉力，可使髂骨向前移位，增加了打破骨盆緊密環狀結構的機會，導致骨盆的旋移錯位。此期已是脊柱生物力學開始失衡階段，常感不耐勞，精神體力不如前了，而以現代西醫學檢查均屬正常（未病）範圍。但如按脊椎病查體，可發現某段與症狀相關的脊椎（骨盆）有功能紊亂的表現，稱為脊椎功能的代償階段（該部椎間關節失穩，活動度超出正常範圍）。

　　本病例由於感冒的劇烈咳嗽，在腰骶椎失穩狀態下誘發腰骶椎多關節錯位（由代償變為失代償），導致急性腰腿痛發作。腹前壁外側肌群在脊柱運動中的作用，包括腹直肌、腹內斜肌、腹外斜肌、腹橫肌各肌起止於肋骨和骨盆間，腹直

肌收縮時可使軀幹在後伸及抗阻力情況下前屈；全部腹肌收縮時，可使脊柱前屈，如同時膈肌固定，則可增加腹壓，除可輔助完成咳嗽、噴嚏、嘔吐、排便等功能外，還可使腰部軀幹總的形成一個圓柱體，以減少脊柱的壓力。

此病人感冒咳嗽連續兩週，腹壓增加，長時間的不良刺激，影響到局部的神經營養和血液循環，逐漸加重肌力失調、韌帶鬆弛。咳嗽的突發動作，對脊柱的屈曲、扭轉加力，使凹凸不平鑲嵌緊密的骶髂關節面排列紊亂加重，嚴重時可使關節腔內負壓增加，將滑膜吸入關節間隙內，發生急性滑膜嵌頓，引起突發性劇烈腰腿疼痛。

本例是女性，曾生育，又處於更年期，也是使咳嗽動作能成為誘發脊椎病的內因。婦女懷孕生育過程，會使骨盆內的強力韌帶由強韌變得鬆弛；更年期此種椎間韌帶、肌力變弱，導致脊椎失穩加重。故骨盆旋移症的發病率是女大於男。男士的骨盆旋移症多由骨盆的扭挫傷引起，而婦女的骨盆旋移症，坐、臥姿勢不良，輕微外傷、走路時踩歪的閃挫都會誘發。

文職人員發生腰腿痛症狀，可根據發病時和發展的情況作出自我判斷：

1. 本例的發病是咳嗽後突感腰骶部疼痛，繼而發展為腰腿痛的。換句話說：平時鍛煉少的人士，在偶有搬移重物（如搬家），劇烈運動（足球、網球、舉重、拳術等），加班時間過長，旅行提背囊過累，腰部受凍等誘因，引發的腰腿痛，在改換腰臀部姿勢時症狀會有所減輕，以手拍打腰部時會又痛又舒適。此類腰腿痛，最大可能屬脊椎失穩錯位的腰腿痛，若能即時復位（自我練功或請專科診治），可即痊癒。

2. 如果腰腿痛初發時很輕微，逐漸加重至明顯疼痛，或同時感全身不適或有低熱時，應及早請醫生診斷，以免誤診（把其他病因誤認為脊椎病因）而延誤治療。

文職人員要糾正不良坐位姿勢，例如坐姿前傾、扭腰、挺腹，翹二郎腿等；坐椅與辦公桌的高度要適合個人的身材，靠背以 90°—130°可調者最佳，以減輕背肌的張力，減少椎間盤壓力，有利於減少工作中形成的慢性腰肌勞損的機會。未病者可預防脊椎病，已病者使原有的病情復發機會減到

最低。

脊柱、骨盆的健全，有賴於椎間韌帶的健康，故預防外傷是很重要的，不幸發生傷情，要重視脊椎的檢診，免留後患。研究證明，保持脊柱生物力學的內外平衡，是脊柱保健的基礎，平衡一旦被破壞，即可認為是脊椎病的發病起點。無論因急性創傷或慢性勞損所傷害的脊椎部，即成為脊柱首先退變的起點。

簡易自療法

1. 腰腿痛發作時，輕者可在牀上練一次「牀上脊柱保健功」，能痊癒或明顯改善者，堅持每天睡前或早上練功一次，至痊癒時停止。

2. 上法不理想時，用雙槓或單槓懸吊，雙下肢屈曲後用力向下蹬腿 2—5 下；如能改善，說明椎間關節適宜牽引治療，可在牀上俯臥，請家人給作牽引法治療。

3. 上述兩法的同時，加上腰腿痛部的家用理療法更好，例如熱水袋敷；紅光燈（遠紅外線）照射 20min/ 次；拔火罐等均能提高療效。

1. 辦公中感腰背疲乏或出現腰腿痛時，及時調正坐姿，或站起來走動片刻，時間允許，最好到戶外做一次工間操活動，可有效地將久坐勞損降至最低。

2. 不能進行上述活動者，每工作 1—2 小時可作「伸懶腰」一次，方法：(1) 雙下肢放平坐正，(2) 雙手伸向腰後互握，(3) 雙手用力向下伸直，同時作仰頭挺胸腰動作，並同時作左右轉體 1—2 次，(4) 約 1 分鐘左右完成，還原。

3. 患病者，在開放冷氣的辦公室應注意保暖。

4. 堅持每天早上醒後，以 10 分鐘練「牀上脊柱保健功」一次。

5. 業餘時間練倒退走、站樁功都有助腰力，能堅持每週一次，一小時以上的保健運動，如慢跑、快步走、爬山、游泳、羽毛球等適宜自身體質的 1—2 項運動為佳。

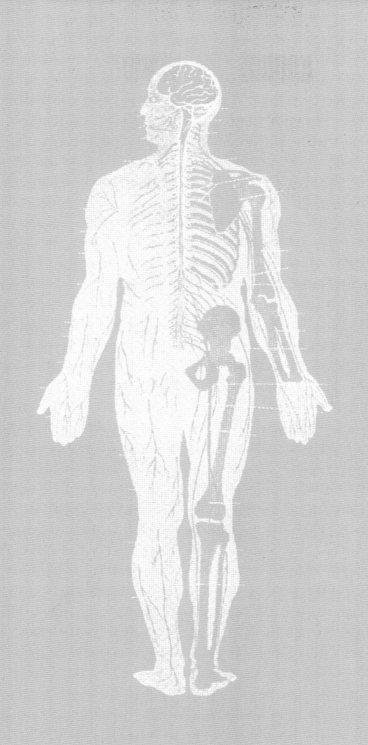

現代化生活
不良生活姿勢

隨着現代經濟、科技的飛速發展，人們生活方式不斷變化，
開車多走路少了，骨骼和肌肉運動就少了，臥軟牀、坐軟沙發多，
無論家居或辦公室工作，長久的坐姿多使脊柱長期處於前屈位，
缺少後伸姿勢，故易出現腰酸背痛，而且會發展為腰椎、骶椎病，
對人們的健康構成威脅，是很值得重視並積極防治的。

李先生，35 歲，電腦工程師。晚上半臥在軟沙發看電視時睡着了，第二天醒後覺左腰部「隱隱作痛」，先不予理會，想着過幾天會慢慢好。

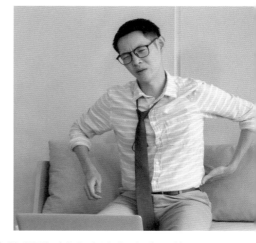

一週後不但腰未見好，左大腿也開始痛，一直牽到腳底並伴有麻木不適感覺，左腹股溝（大腿根部）也痛，抬腿困難；看家庭醫生給消炎止痛藥內服後，暫時止痛了，但停藥又復痛。兩年來，曾看過幾位治療師，症狀時輕時重。在中醫骨傷科診所就診後，確診為脊椎多關節錯位，用正骨推拿手法調正，配以針灸、中藥等綜合治療四次明顯改善，六次後臨牀基本治癒。

1. 腰椎第 3—5 關節多關節旋轉式錯位；

2. 脊柱輕度側彎引致頸、胸、腰椎間關節功能紊亂。

觸診檢查：其腰椎第 3、4、5 關節棘突均向左偏歪，腰眼處（腰椎第 3 關節橫突處）壓痛明顯，左側環跳穴（左臀部）深壓痛，提示屬腰源性股神經及坐骨神經痛。

醫生分析：李先生的腰腿痛病是睡姿不良扭傷，使腰椎間關節錯位所致。由於長期生活姿勢不良，使脊柱相關的肌肉處於緊張狀態，脊椎一些部位的小關節明顯扭轉，發生靜力性損傷，使整體脊柱力學失衡，發展而致部分頸、胸、腰椎的椎間韌帶扭傷而至椎間失穩。在此狀態下，看電視睡着由半臥位翻身側轉成半俯臥姿勢，引起腰椎第 3—5 關節扭轉小關節錯位而發病。

1. 主治法：正骨推拿，病人俯臥位，胸前墊軟枕，先用掌揉法和「搖腿揉腰骶法」在腰背部往返操作 3—5 遍，用力先淺柔，後深重進行，使緊張的肌肉充分放鬆；再以正骨手法「側臥腰椎斜搬法」糾正椎第 3—5 關節側彎和腰椎第 4、5 關節旋轉式錯位；以「側臥推肩搖正法」糾正

胸椎第 2 關節側擺式錯位；以「挎角搬按法」糾正頸椎第 2 關節右側擺式錯位，正骨復位後，施以軟組織強壯手法和痛區手法。

2. 輔治法：用針灸療法通經活絡，整體調理，選穴：華陀夾脊穴、環跳穴、腰眼「阿是穴」，針直刺最痛處。

3. 中藥活血通脈丸內服。經四次治療明顯改善，六次後，腰痛，腿麻痛，腹股溝痛均基本消除，因工作關係而結束治療。

醫囑

1. 糾正不良姿勢，以預防復發；

2. 經常作單槓或雙槓鍛煉，以繼續糾正輕度脊柱側彎；

3. 每半年來複診治療一次。

病因分析

李先生是電腦工程師，工作繁忙，每天坐在電腦前工作 8—15 小時，身體疲乏時喜歡臥牀看電視，常靠在軟沙發上在半臥位姿勢下看節目 2—5 小時，有時會睡着而側轉身呈扭腰姿勢，此次即因此而發病。這即所謂「脊椎病年輕化」的問題，他的工作過勞，長期坐姿不良致腰肌慢性勞損，已有腰椎第 3 關節橫突處的軟組織硬結形成；生活姿勢不良，更使腰椎間失去正常的穩定性，這是發病前的病理變化。此次扭腰睡姿時間長，將腰椎第 3—5 關節扭轉加重而導致腰椎間關節錯位，使神經根在椎間孔內受到擠壓損害而發病的。這是青少年脊椎病的常見病因，由於此年齡段，尚無明顯的椎間盤退變和椎骨骨質增生，而椎間關節錯位尚未為臨牀醫者所重視，故家庭醫生用消炎止痛藥，治療師們按軟組織傷治療，才使此症誤診、誤治兩個多月。

現代城市人的工作緊張，特別是人們工作超時疲勞而致坐姿不良時，坐時脊柱多保持前屈位，使脊柱後方肌肉的伸肌群，長時間牽伸而鬆弛，脊柱前方的屈肌群長時間收縮，此時體重完全由椎間盤和韌帶負擔，在姿勢不良情況下，起立或改變姿勢時，背伸肌收縮的瞬間，椎間韌帶及關節即可能被損傷。現代化生活舒適，體力勞動少，不少人又缺少有氧運動鍛煉，隨着年齡的增長，人的肌肉（包括四肢和軀幹）可以逐漸發生廢用性萎縮、退化，肌力的減弱（握力、拉力

等指數均下降），彈性亦明顯降低。故現代化生活中，人們應重視在工作之餘，適當鍛煉，保持腰背肌的正常張力、彈性，對預防脊椎病甚為重要。

特別提示

中國醫學認為：「久視傷血，久臥傷氣，久坐傷肉，久立傷骨，久行傷筋」。可見過勞、過逸對健康都不好。在緊張的工作之餘，享受幸福的現代化生活中，要時常有保健意識，堅持適當的運動鍛煉，可有效防禦這類病症；而合理的關節和全身鍛煉，能推動氣血運行，促進祛瘀生新，使筋骨關節得到滋養，有利於慢性筋傷的修復，但是，鍛煉必須量力而為，並持之以恆，才能取得效果。

最簡易的健體鍛煉是在日常生活、工作中，養成「能站不坐，能坐不臥」的習慣。中國古人提倡的良好生活姿勢：「站如松、坐如鐘（古人盤腿坐地）、臥如弓」，現代人只要重視正確的站姿、坐勢、臥姿，使脊椎不受損害為佳。

1. 無論是工作或生活中的某一動作，突感腰背或腰腿部出現疼痛、麻木、抽筋等症狀時，如經適當活動後仍不好，或症狀反而加重，可能是腰骶椎病發作了。

2. 自我檢查：

   (1) 坐位，用拳頭輕力叩擊骶腰椎，從臀後部正中處開始，約半拳距由下而上叩擊到上腰部，有叩擊痛部是發病部位；

   (2) 站立位，作彎腰、側屈、轉腰動作，以明確活動受限的方向，如有某方向動作受限，可初步確定屬本病。

健康忠告

經簡易自療法如不見效的，或已久病且病情加重者，應及早請脊椎病專科醫生診治。以免延誤病情，將加速脊椎退化，徒受痛苦。

簡易自療法

1. 如突發脊椎間關節滑膜嵌頓或急性腰扭傷，臥硬板牀，先選適宜姿勢臥牀休息，症狀有好轉就以臥牀作治療。如不能仰臥、側臥，可俯臥，並在腹部加個軟枕墊高（參

閱例 1 治脊方案），請家人在小腿下部找壓痛點（或承山穴），以拇指用力點穴，如腰痛能緩解，說明嵌頓有改善。

2. 腰骶部受扭挫傷發病 24 小時後，可作熱療以促消腫、散瘀和止痛，藥油按摩或外貼消炎止痛藥貼均可。

3. 急性期過後，練牀上脊柱保健功，或試行姿勢復位法，選保健功中自感舒適的動作反覆多練，配上自我拳擊（擊打中又痛又舒服處），能使輕度錯位關節復正而癒。

預防貼士

腰痛病人起牀時，先取側臥位，將兩側小腿先移出牀外，兩上肢支撐使上身從側方坐起，可免腰痛加重或發作。康復期，可練牀上脊柱保健功，按個人病情、年齡而選練，有些動作（如飛燕式）難度大的可暫不練。腰弓前凸者可多作下蹲練習，或臥位抱膝、仰臥起坐等動作。青少年脊柱側彎者，多練雙槓（或單槓）懸吊蹬腿和飛燕式練習。

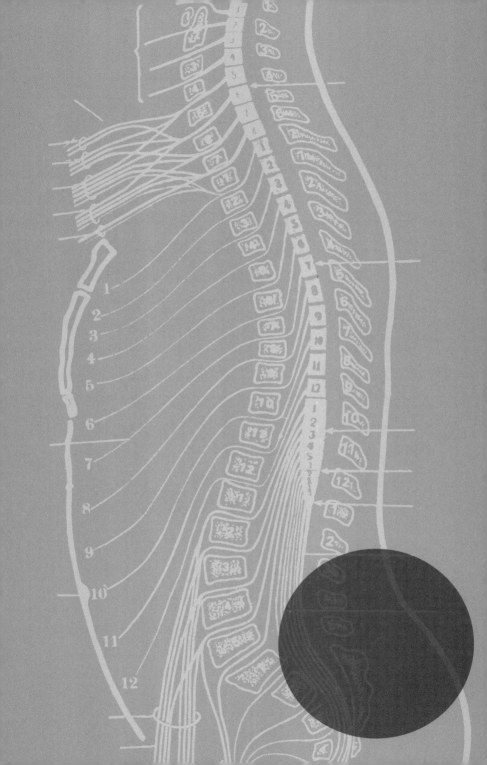

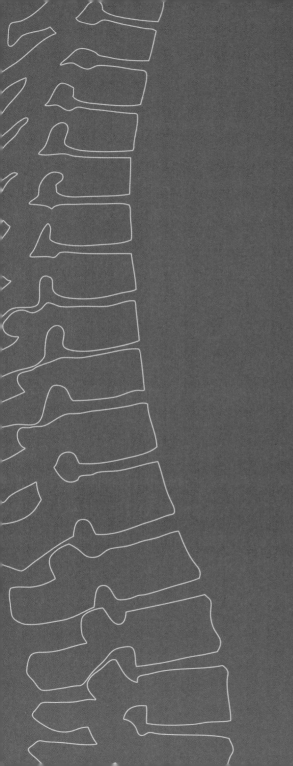

後記一附錄

後記

我早三年已不過生日了。開開心心又一天！就長生不老啦。

中國文化傳統是生老病死⋯⋯這全世界人都一樣。俗云：三十已立，四十而不惑，五十而知天命，六十花甲子，七十古來稀啦！

我九十七歲了，知足者常樂也。

故天天早上醒了就在牀上練練牀上脊柱保健功。下午在家裏吊單槓或雙槓做一次懸吊蹬腿法，以維護脊椎健康，避免因脊柱退行性變而發展出現長短腿或陰陽腿。午睡起牀，就在家裏步行走走，上電腦關心國家大事和國際大事。抽空繼續寫書，入「開拓創新　治脊團隊」裏巡視大家的研討資訊，或與親友、學生們談心，此處樂，夫復何求？

龍層花

附錄

訪問龍層花

　　龍層花和丈夫魏征教授在脊椎病因治療學課題研究逾四十年，創立「脊椎病因治療學」的基礎理論和治脊療法。在 2008 年 5 月 17 日，龍層花教授接受美國整骨療法健康學會（OHWI）會長、骨科專家 Dr.Steve Sanet 醫生訪問，以下是筆錄內容。

　　S ： Dr.Sanet

　　龍：龍層花

　　S ：有何因素 / 原因驅使你深入地進行你的研究 / 醫療工作？

　　龍：1956—1959 年為響應周恩來總理的號召，我院派三人參加廣東省衛生廳舉辦的「西醫學習中醫班」。畢業後，為了選中西醫結合的科研課題，我與魏征商議，選兩人共同

研究的臨牀疑難病，研究課題是「中西醫結合診治頸椎病」。

S：你何時開始察覺這些因素／原因？

龍：1960—1968 年，課題研究無明顯進展。1969 年魏征將三個重症住院頸椎病病人，作為臨牀研究對象，在檢索「查新」中，抓住中外專家共識的疑問：「頸椎病的臨牀表現與 X 線片顯示往往不一致」作為攻難的切入點，從發病機理去研究。我在推拿治療中，發現頸椎骨關節失穩現象。這現象是有病的椎骨有偏移或凸起現象，並且隨手法調理可恢復正常，使症狀改善或消失。但是不少病人容易復發，偏歪再出現，病痛難治癒。經半年解剖研究明確椎骨間錯位（中醫稱為「骨錯縫」）使椎管、椎間孔變形變窄，導致神經、血管損害而發病。因為 X 線照片上未達半脫位標準，而被排除脊椎病。我與魏征商議，定名為「椎間關節錯位」，以便在西醫診斷標準中，將現行的「脫位」、「半脫位」後增設「錯位」的診斷標準，並將原課題擴大為「中西醫結合診治脊椎病」，即包括頸椎、胸、腰、骶椎。

S：為何是脊椎相關病及其手法治療的研究？

龍：從 1960 年立題研究後，逐漸發現不少治癒的頸椎病人提到頸椎病好轉後，原有的其他病（包括頑固性耳朵

痛、慢性咽炎、血壓高、失眠等）亦有好轉。1972 年我確立新的脊椎病研究課題時，重修研究課題為「中西醫結合診治脊椎病與脊椎相關性疾病」。

S：你是否當初已計劃要成為一位用手法治病的醫生？

龍：1956 年以前我是物理治療師，中醫專科畢業後任理療科醫師。1976 年廣州醫學院臨牀醫學本科畢業後，轉任康復理療科主治醫師。在中國當醫生頗自由，在你的職責範圍內，對病人和疾病有用而無害的，無論用西醫、中醫、中西醫結合的診治技術都允許。我從 1950 年開始學手法治療技術，但只在病人有需要時才用。1972 年以後，隨着課題研究進入「手法改革」階段後，才成為以治脊療法為專業的醫師。

S：你相信找到一個病因的重要性嗎？

龍：我堅信此點。在我讀書時，深感很多內科疾病的病因尚不清楚，或已知與植物神經功能紊亂有關，但植物神經功能為何紊亂就無定論。治療常用對症處理，治標不治本，中醫強調「治病必求其本」，所以我很熱心做這項研究。我有信心把現代許多疾病的治療改變為不需終生服藥的治療。

S：你相信一個主要病因的概念嗎？

龍：我相信。我在《脊椎病因治療學》一書 295 頁的「結語」中已說明了。

S：你認為脊椎相關病除了以機械性因素為主要病因外，有沒有機械性以外，如心理等因素的出現？

龍：每個病人都有一些心理因素，多由久治不癒的痛苦引起，或因精神創傷，導致脊椎病發作，使其病情形成惡性循環。只需在治療中耐心開導他們，隨着病情改善，建立治癒信心便行，我的病例中就有不少病人（XX 神經官能症、癔病性右上肢癱瘓、重症頸性眩暈、神經性嘔吐、頑固性呃逆、局部性癲癇等）屬於此類。脊椎病除骨性刺激／擠壓外，無菌性炎症常與機械性損害互為因果，形成惡性循環。

S：這些主要病因是否與病人的主訴吻合？

龍：脊椎病的臨牀症狀雖很複雜，但我診治的病例中，都可以與主訴吻合。符合神經根型定位診斷的，易得到一般醫生共識；交感型和腦、脊髓缺血者常會有爭議，或誤診誤治。

S：你學習手法醫學時，哪位老師曾給你靈感？

龍：我學的手法都屬傳統方法。1950 年一位紅軍老醫生教我蘇聯按摩術，手法柔和，病人舒適。1955 年學習東

北湯崗子療養院手法。1958 年何竹林老師教授中醫骨傷科正骨術時，當時只知中醫治骨折和脫位的手法要點，後來在研究手法時，在老師的手法外主要汲取六例外院手法致傷病人的教訓，使我深感「殺雞焉用牛刀」，更不應採用「矯枉過正」的規則，因為「椎骨錯位」小於「半脫位」，只屬中醫的「筋出槽」和「骨錯縫」。研究的全過程技術標準化中，魏征是我最重要的輔導老師。在半年的解剖學研究中，我結合了脊椎病生理病理新的認識，和脊柱的生物力學失衡致病機理，更為避免手法致傷，採用了「生理運動復位法」和「體位復位法」的手法，強調「穩」、「準」、「輕」、「巧」。

S：你覺得你做的工作與從前的老師有分別嗎？

龍：我是在老師和魏征的教育下成長，但按原有的基礎理論走了九年彎路，經過深入研究，才發現原有認知不全面，研究後找到頸椎病診斷上「不一致」的原因。改變診斷標準後，我們將頸椎病的發病年齡，從中老年變為各年齡段均可發病，當中包括幼兒的產傷。我們也更新了脊椎病的發病機理和病理認識，將椎間盤膨出、骨質增生和韌帶鈣化放在次要位置，失穩和錯位放在首要位置。我們雖做了開荒牛，但卻為醫學上了一步台階，僅此而已。

S：你覺得人類的疾病及失衡是如何出現的？

龍：我只談脊椎病和脊椎相關性疾病。在《脊椎病因治療學》一書 44 頁中，脊椎病病因病理示意圖可簡要說明。青少年的急性外傷，常會導致椎間盤提早退變；青壯年的慢性勞損常會導致脊柱失衡；工作和生活中的不良姿勢，是慢性勞損的主要原因和脊椎病的發作誘因。老年性的脊椎退變是脊柱失衡的重要原因（椎間韌帶相對鬆弛），但只要保持椎骨間的正常位置不錯位，及脊髓、神經、血管的通道容積，在代償範圍內也不會發生脊椎病（100 例 X 線頸椎照片）。代償功能與先天因素相關。

S：從這裏可有得着 / 可從中學習得到甚麼？

龍：我在這裏創立了「治脊療法」。

S：你曾經歷的挑戰與靈感有否改變你的生命進程？

龍：我幾十年辛勤研究的「脊椎病因治療學」，雖仍處於初級階段，但是我親力親為，清楚各個細節，方法自如運用。因此，在老年保健中我是受益最大的一個，使我能在 82 歲高齡仍能有較健康的身體和腦力做我感興趣的工作。

S：你覺得你是利用哪個「器官」或部位去聆聽、感應、看見及感覺？

龍：我是運用正常的生理功能。在理論研究中，我虛心向別人、向書報學習；在臨牀研究中，我親力親為去診治疑難病人，耐心聆聽病人的主訴。療效不理想時，先從治脊方案找不足，並不輕易懷疑病人主訴，也從不放棄一個疑難病例，除非不屬於治脊療法適應症。我在工作中強調觸診的重要性。

S：你有沒有一個令你印象難忘的失敗病例？

龍：有的。《脊椎病因治療學》一書 242 頁中的歐某。另外，還有一位急性高位截癱患者。

S：這病例有否令你改變？

龍：我一生做事都是無怨無悔的。從失敗中我會汲取經驗教訓，工作中更耐心說服病人。強調要徹底治癒脊椎病，當中醫生佔 60 分，病人佔 40 分，醫生的 60 分中，有 40 分是診治正確，有 20 分是教育病人；病人的 40 分中，糾正不良姿勢、堅持練牀上脊柱保健功、用牽引法和適宜運動抗衰老、預防外傷各佔 10 分。歐某雖屬治脊療法成功的個案，但他因我說服不夠而動手術了，我心裏感到內疚。第二個案例，是因胸椎第 4 關節滑脫致急性脊髓損害截癱的。初期患者雖不是我的病人，但在他手術後我為他治療時，發現

他截癱好轉甚微，我後悔在他初病好轉時，未及早建議他做好防復發措施。

S：請告訴我你最成功的病例。

龍：我們研究的每個病種的首例，都是一次最成功的病例。一般人認為，手法不適用於內科急、危的重病治療，故值得一提以下兩個病例：

病例 1

冠心病併頻發性室性早搏（二聯律），中醫治療兩個月、西醫治療四個月，未有好轉，治脊療法三次痊癒，由此立題「治脊療法治療冠心病、心律失常的實驗研究」。1989 年 1 月運用中醫的「急則先治其標」和現代脊柱整體觀，對一位心肌梗塞後仍在垂危的病人，以三階段的治脊方案參加救治，獲得完善康復。

病例 2

1996 年 12 月一個腦溢血 80+ml、手術後深度昏迷的病人，男，76 歲，手術後兩天血壓仍持續在 285/123mmHg，深切治療部請專家會診後告訴家屬，生命垂危，若幸能醒來也可能變成植物人。我檢查出其胸椎第 5 關節左側擺並後旋，建議手法復位，按高血壓病用牽引下正骨手法，3 分鐘的正骨和 3 分鐘的點穴手法後錯位頸椎

間關節腫脹部貼消腫藥貼。兩個小時後血壓緩慢下降（降壓藥亦漸減少），一週後降至正常，一個月後轉危為安。以治脊療法半年的康復治療，手術後康復良好，他的弟妹們都認為是個奇跡。

S：我老師認為人類的疾病有自癒功能。那你認為醫生的作用是甚麼？

龍：脊椎病和脊椎相關疾病在發病早期，病人如能認識脊椎間關節錯位的自我調治，有可能完全康復。醫生對病人的正確診治，有如火車道的道岔開關，讓病情可轉到能治癒的方向，調動和發揮人體的康復功能。

S：如果我是你的學生，你會怎樣告訴我以往手法醫學值得懷念的事情？

龍：前人為發展手法醫學的刻苦創業精神，是我輩學習的榜樣。中國有個「愚公移山」的故事，我很希望手法醫師都有這種決心，對疑難病症「挖掘不止」。

S：在現代手法醫學裏，有沒有令你失望或不滿意的地方？

龍：手法醫學學派甚多，我相信各有所長，應互相交流切磋，取長補短，不斷改進手法，造福病人。

Ｓ：在現代手法醫學裏，有沒有令你感到鼓舞的事？

龍：有的。上世紀七十年代前，中國被封鎖，我在內地積極參加全國學術交流，推動手法流派的切磋學習，但我們檢索的訊息太少。八十年代初，我的香港學生黃傑向我介紹了國際整脊術，1988 年我到美國出席第四屆世界中醫大會，擴大了眼界，隨着中國改革開放，我先後三次來美國，八次赴中國香港參加國際會議，增長了知識和技能。國內和國際手法醫學研究的深入程度使我感到鼓舞。

Ｓ：你有何重要的事要告訴後輩？

龍：我和老魏都一直希望後繼有人，有志者接力研究下去。預計要有三代人的刻苦奮鬥，才能完成這個脊椎病因理論的確立。我在《脊椎病因治療學》（紀念版）的前言中對本課題的效益訂立了目標：讓人類有個健康的脊柱，使嬰幼兒健全發育成長，青壯年體壯力健，奮力工作，幸福快樂，老年人延年益壽，健康開心。要達到此目的，只有靠：一、不懈地深入研究；二、加強教學；三、宣傳推廣。此外，必須辦好研究所、醫學院，建立學術平台。我常對學生們講，手法是工具，脊椎病因治療學理論才是根基。各家手法均有所長，「黑貓白貓，抓住老鼠的就是好貓」。所以我從不限制

學生只用我的手法。

S：你認為對研究及掌握脊椎相關病症及手法治療是否需要熱情？

龍：這是肯定的，需要堅強的意志。只有立志為病人謀幸福，為醫學求發展的志願者，才會有不減的熱情來參與研究，並在研究中感到幸福和開心。

S：你現在主要研究甚麼呢？

龍：正在研究高脂血症的脊椎病因。

S：你認為病人最應該知道、感覺、感受或記着甚麼？

龍：克服工作和生活中的不良姿勢，堅持練牀上脊柱保健功。

S：病人之外，其他人又如何？

龍：我在視力極差的狀況下，答應香港的商務印書館將《脊椎病因治療學》改編為科普讀本，就是為了普羅大眾都能學到保護脊椎的知識。可參考已出版的第一冊《頸椎病的防治》。

S：如果要你說一個關於一個病人、關於你自己，或關於生命的故事，那會是甚麼呢？

龍：我會講我自己的故事。一個一生曲折苦難而自強不

息、百折不撓，為病人盡責無怨無悔、奮鬥終生的故事。我幾十年大病多、重傷多、大出血多、大手術多，如果沒有研究脊椎病因課題，我可能不死也已殘廢了。所以我的故事，會讓人們相信，呵護脊柱即可維護健康。

責任編輯	錢舒文
裝幀設計	涂 慧　趙穎珊
排　版	高向明
責任校對	趙會明
印　務	龍寶祺

龍層花牀上脊柱保健功

主　編	龍層花　鄭小元
出　版	商務印書館 (香港) 有限公司
	香港筲箕灣耀興道 3 號東滙廣場 8 樓
	http://www.commercialpress.com.hk
發　行	香港聯合書刊物流有限公司
	香港新界荃灣德士古道 220-248 號荃灣工業中心 16 樓
印　刷	新世紀印刷實業有限公司
	香港柴灣利眾街 44 號泗興工業大廈 13 樓 A 室
版　次	2023 年 10 月第 1 版第 1 次印刷
	© 2023 商務印書館 (香港) 有限公司
	ISBN 978 962 07 3470 0
	Printed in Hong Kong

基於每人體質、病情各異，讀者如有健康問題，宜諮詢相關醫生的意見。
本書作者已盡力提供最準確的資料，惟作者與出版社不會為任何對本書內
容的應用負上醫療責任。